W0075991

Yoga heute

Unsere technisierte und verstandorientierte westliche Gesellschaft hat eine Veräußerlichung der Werte erlebt. Zwar ist es gelungen, unser alltägliches Leben komfortabler zu gestalten, dennoch ist dieses mehr denn je von einem fast unerträglichen Leistungsdruck bestimmt. Unser gesamter Fortschritt konnte weder das Leid dieser Welt lindern noch die Fragen nach dem Sinn des Lebens beantworten. Das Leben in Extremen hat einen leeren Raum in der Mitte geschaffen (Mitte = Körpermitte, Seele). Auf Dauer wird so die Gesundheit geschwächt, das Leistungsvermögen beeinträchtigt und das Wohlbefinden gemindert. Die wachsende Unzufriedenheit mit dieser einseitigen Weltsicht hat viele Menschen zu einem Umdenken und zu einer alternativen Betrachtungsweise der Dinge geführt.

Seit etwa zwanzig Jahren erlebt das allgemeine Interesse an ganzheitlichen Heilmethoden in Westeuropa einen erstaunlichen Zuwachs. Diese Bewegung zeichnet sich durch eine Neubestimmung der Werte aus, dem Wunsch ein Gleichgewicht herzustellen zwischen innen und außen, oben und unten, Kopf und Emotionen, Anforderungen der Gesellschaft und persönlichen, individuellen Bedürfnissen. Parallel dazu erlebt das naturwissenschaftliche Weltbild einen ähnlichen Wandel. Eine wissenschaftliche Betrachtungsweise beginnt sich abzuzeichnen, die eine deutliche Ähnlichkeit mit der klassischen Sichtweise der großen östlichen Kulturen und Religionen zeigt.

Diese beiden Grundtendenzen, das Heranwachsen eines neuen, ganzheitlichen Bewusstseins und die Veränderung von Denkmustern in den Naturwissenschaften, treffen nun langsam in der Praxis auf dem Gebiet der ganzheitlichen Medizin aufeinander und beeinflussen auch den Freizeitsport. So rücken Yoga und die damit verbundenen Möglichkeiten zur Stabilisierung der Körpermitte bei einer breiten Bevölkerungsschicht immer mehr ins Zentrum des Interesses. Nicht zuletzt durch die heutigen Krankheitszahlen in Bezug auf Rückenbeschwerden und die damit verbundenen physischen, psychischen und emotionalen Zusammenhänge sind Themen wie Fitness, Gesunderhaltung und Yoga aktueller denn je.

Die Einheit
von Körper, Geist und Seele

Durch die Ausführung der Yoga-Positionen lernen Sie sich selbst und Ihren Körper kennen. Wenn Sie regelmäßig üben, können Sie Ihre Gesundheit und Ihr Wohlbefinden verbessern.

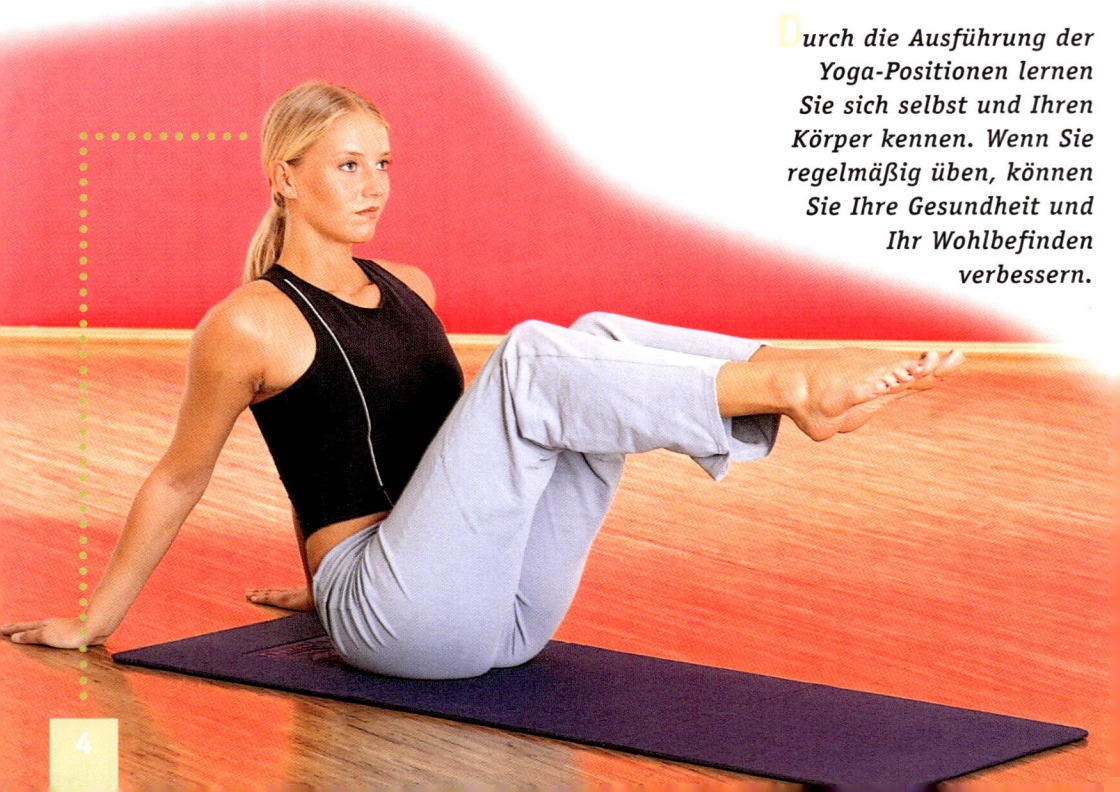

Die Körpermitte als Ursprung jeder Bewegung

Gern wird der Rücken, insbesondere die Wirbelsäule und die Bandscheiben, als Schwachstelle des Körpers bezeichnet. Meine Erfahrung zeigt, dass jedoch eher unser Haltungs- und Bewegungsbewusstsein die Schwachstelle ist, denn wenn wir uns vielfältig und ökonomisch bewegen, kommt es ganz natürlich immer wieder zu Entlastungen der Wirbelsäule und der Bandscheiben. Probleme mit dem Rücken entstehen erst dann, wenn die Bandscheiben durch Muskel- oder Organspannungen nicht mehr richtig ernährt und bewegt werden.

Bei Rückenbeschwerden empfiehlt man heute immer noch gern Fitness- und Krafttraining, um die Muskulatur aufzubauen und somit die Wirbelsäule zu entlasten. Leider ändert dieses Training kaum etwas an der Situation, wenn jemand eine Fehlhaltung aufweist und dadurch eine ungünstige Kraftübertragung entsteht. Krafttraining baut in diesem Fall die Rückenmuskulatur wohl auf, ändert aber nicht zwingend etwas am Bewegungsverhalten. Durch das Training wird die Wirbelsäule zwar stabilisiert, aber auch in ihren Schwächen. Getäuscht durch die anfänglichen Erfolge des Trainings bekommen viele Menschen das Gefühl, ihr Problem wäre lediglich durch Kraftmangel verursacht worden. Sinnvoller wäre es hingegen, wenn zuerst das Bewegungsbewusstsein verbessert würde. Eine Reihe wissenschaftlicher Studien kann mittlerweile eindrucksvoll belegen, dass sich mit Yoga viele Ursachen der Rückenbeschwerden langfristig beheben lassen. Die Yoga-Meister haben in den vergangenen Jahrhunderten eine Fülle an Haltungen entwickelt und erprobt, um die Wirbelsäule beweglich zu halten, optimal auszurichten und die Muskulatur zu stärken.

Stabilisation und Körpermitte

Die Körpermitte ist Ursprung einer jeden Bewegung und spielt eine zentrale Rolle für die Haltung, Ausstrahlung und Figur. Kraft, Stabilität, Leichtigkeit und Anmut erfordern ein harmonisches Zu-

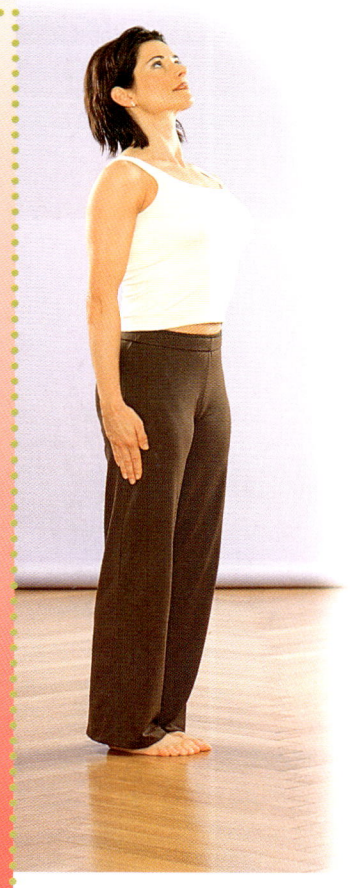

sammenspiel aller beteiligten Muskeln in einem fein aufeinander abgestimmten und ausgewogenen Kräfteverhältnis. Das ganzheitliche Bewegungsverständnis und die Beziehung von Körper, Geist und Seele bilden die Grundlage für die Ausarbeitung dieser Übungen.

In diesem Buch zeige ich Ihnen wirkungsvolle Yoga-Übungen, bei denen die neuen Kenntnisse der Wissenschaft erfolgreich umgesetzt werden. Zum einen Teil handelt es sich um klassische Yoga-Haltungen oder -Bewegungsabläufe, zum anderen Teil sind es Weiterentwicklungen, die den körperlichen Voraussetzungen des westlichen Zielpublikums gerecht werden. Die Ganzkörper-Übungen schulen die Sensomotorik (Bewegungssteuerung und Bewegungsentwicklung) und Körperwahrnehmung, beugen Rückenbeschwerden vor und bauen die Stabilisationskraft im Bauch und im Rücken auf, die für die Haltung, für jede Sportart und im Alltag von Wichtigkeit ist. Der Aufbau der Yoga-Haltungen muss präzise sein, damit sie ihre

Info

CD oder Kassetten mit Anleitungen für Entspannungsübungen bieten eine gute Möglichkeit, die Gedanken und das Bewusstsein auf eine Sache zu lenken. Mit dem körperlichen Loslassen und dem Beruhigen der Gedanken können Sie gezielt die Regenerationsfähigkeit verbessern, die Lern- und Konzentrationsfähigkeit erhöhen, Nervosität und Unruhe abbauen und das allgemeine Wohlbefinden steigern.

Wirkung entfalten können. Weil die optimale Ausrichtung der Wirbelsäule an erster Stelle steht, werden die Muskeln von innen nach außen trainiert. Sie verbessern Ihre Haltung und kräftigen die Muskeln, ohne an Umfang zuzulegen. Die Gelenke werden beweglicher und die Haltung und der Gang anmutiger. Die Körperform wird harmonischer.

Zahlreiche Tipps und Anwendungsmöglichkeiten für die Praxis in Verbindung mit Selbsterfahrung und eigener Körperarbeit erleichtern die spätere Umsetzung im Alltag.

Alltagsanforderungen heute

Das Sitzen nimmt in unserer heutigen Zeit den größten Anteil (etwa 80–85 Prozent!)
der Bewegungsform ein und ist Ausdruck unserer Gesellschaftsform geworden. In der Sitzhaltung kann die Lendenlordose nicht mehr vollständig aufrecht erhalten werden, was zu Belastungsveränderungen im unteren Rücken führt. Das Ergebnis sind Rücken- und Kreuzschmerzen, Schulter- und Nackenverspannungen, steife Gelenke, ein schlecht durchbluteter Bewegungsapparat, Kopfschmerzen, Augenbeschwerden, Konzentrationsschwäche, innere Unruhe und andere daraus resultierende Beschwerden. Alle Fehl- und Überbelastungen speichert unser Gehirn und manchmal dauert es Jahre, bis sich erste Anzeichen von Verschleiß bemerkbar machen.

Einen Ausgleich schaffen

Für die Aufrechterhaltung der Gesundheit und für die

Es ist wichtig zu erkennen, welches Verhalten im Alltag dazu geführt hat, dass der Rücken mit Schmerzen und Verspannungen reagiert. Mit den kontrollierten Bewegungsabläufen im Yoga und der bewusst eingesetzten Atmung lösen und stimulieren wir nicht nur die Muskulatur, sondern auch die inneren Organe und das Nervensystem, aktivieren die Blutzirkulation, bringen die Wirbelsäule ins Lot und Körper, Geist und Seele ins Gleichgewicht.

Verbesserung des Wohlbefindens ist es gerade deshalb wichtig, rechtzeitig mit einem sinnvollen Übungsprogramm Ausgleich zu schaffen.

Der Stand der Forschung

Trotz vieler Forschungsreihen, die sich mit der Stabilität in der Lendengegend (lumbal) beschäftigt haben, können nur 15 Prozent der Beschwerden im Bereich der Lendenwirbelsäule mit dem heutigen Wissensstand erklärt und exakt diagnostiziert werden. Gleichzeitig wird die Instabilität im Lendenbereich als einer der wichtigsten Gründe genannt, die für das Auftreten von Rückenschmerzen verantwortlich ist.

Ein Muskelungleichgewicht ist nach heutigem Wissensstand eher auf eine gestörte Bewegungsansteuerung zurückzuführen als auf die muskuläre Verkürzungs- oder Abschwächungstendenz. Das ist nicht unwesentlich, weil eine veränderte Ursachenzuschreibung für die Verschiebung der Muskelbalance natürlich eine Veränderung der Trainingskonzepte erfordert.

Fehlfunktionen

Verletzungen, Bewegungsgewohnheiten und degenerative Veränderungen beeinträchtigen das stabilisierende Wirbelsäulensystem. Dabei kann eine gesunde Struktur überlastet bzw. eine geschwächte Struktur normal belastet werden.

Der quer verlaufende Bauchmuskel

Dieser Muskel wird Transversus Abdominis oder kurz TA genannt. Er tritt bei gesunden Menschen automatisch zwischen 30–50 Millisekunden vor der effektiven Arm- oder Beinbewegung in Kraft, um die Bewegung zu stabilisieren. Die zeitliche Ansteuerung des TA wird bei Schmerzen im Lendenbereich verändert. Bei Menschen mit Rückenbeschwerden findet diese Unterstützung des TA nicht mehr bzw. zu spät statt, Fehlbelastungen entstehen.

Tief liegende Rückenmuskeln

Bereits nach erstmaligem, akutem und einseitigem lumbalen Rückenschmerz verkleinert sich der Muskelquerschnitt und der Muskel wird schwächer. Im Allgemeinen geschieht das auf der gleichen Höhe und Seite, wo sich auch die Symptome des Patienten zeigen. Auch wenn dieser wieder schmerzfrei ist und sich ungehindert bewegen kann, ist die Muskelfunktion nicht optimal hergestellt, sondern muss mit einem gezielten

Training möglichst bald wieder aufgebaut werden.

Intraabdominaler Druck

Über das zentrale Nervensystem wird die Co-Kontraktion von Zwerchfell, Beckenboden, Bauch und Rücken ausgelöst. Dadurch entsteht ein intraabdominaler Druck, der eine stabilisierende Wirkung auf die lumbale Wirbelsäule hat und Scherbewegungen zwischen den Wirbelkörpern vermindert.

Konsequenzen

Aus den genannten Gründen sollte es heutzutage bei der Auswahl der Übungen also nicht mehr nur darum gehen, die Kraft der einzelnen Muskeln zu verbessern, was im klassischen Fitnesstraining gemacht wird, sondern das optimale Zusammenspiel aller Muskelgruppen anzustreben. Es genügt nicht, bestimmte

Das Forschungsteam der Universität von Queensland, Australien, weist bei lumbalen Rückenbeschwerden auf eine Fehlfunktion der quer verlaufenden Bauchmuskeln und der tief liegenden Rückenmuskeln hin. Rückenschmerzen und das damit verbundene neuro-muskuläre Ungleichgewicht sind weniger auf die zur Abschwächung bzw. Verkürzung neigenden Muskelfasern zurückzuführen, sondern eher auf die veränderte neuro-muskuläre Situation, die dieses Ungleichgewicht verursacht.

Positionen zu vermeiden und andere zu fördern. Im Alltag treten mehrachsige Wirbelsäulenbewegungen auf, die ein hohes Maß an Muskelsyn-chronisation erfordern, und das muss geübt und automatisiert werden. Das Körpergefühl wird gerade in den Situationen und Positionen gefördert, in denen potenziellen Ausweichbewegungen aktiv muskulär entgegengewirkt werden muss. Dieser bewusste und aktive Stabilisationsvorgang gegen äußere Einflüsse bzw. Störquellen fördert die muskuläre Koordination. Indem komplexe Bewegungsabläufe trainiert werden, erhöht sich die Geschicklichkeit, diese zu bewerkstelligen. Aufgaben können besser gedanklich vorweggenommen und die benötigte Stabilität aufgebaut werden. Aus diesem Grund empfehle ich, die von mir vorgeschlagenen Übungen mit einer labilen Unterlage (Luftkissen, Softball) zu erschweren, sobald Sie die Grundübungen beherrschen.

Hatha-Yoga

Aus den Veden, die vor mehr als 3000 Jahren geschrieben wurden, geht klar hervor, dass das Üben der Yoga-Haltungen folgende Ziele hat:

▲ Es aktiviert den Körper und beruhigt den Geist.
▲ Es beseitigt Stress und Spannungen.
▲ Es fördert die Verbindung von Körper und Geist.

Yoga umfasst Körperübungen, die in Verbindung mit Atemübungen ausgeführt werden. Die Stellungen heißen *Asanas*, die Beherrschung des Atems *Pranayama*.

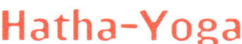

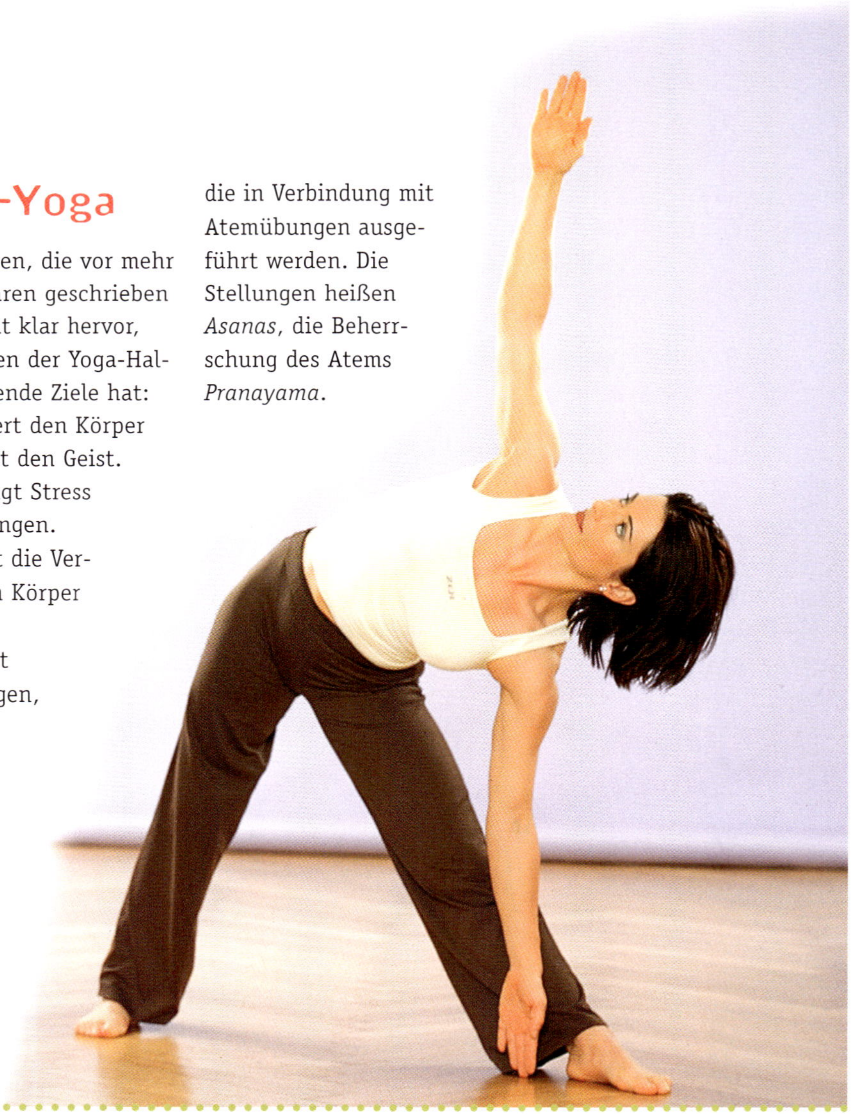

Hatha-Yoga ist der »aktive Yoga« für den Körper. *Ha* bedeutet Sonne und steht für Leidenschaft, Energie, Aktivität und Kreativität, *tha* bedeutet Mond und ist kühl, aufnehmend, widerspiegelnd und Passivität. Hatha-Yoga lehrt uns, mit den beiden Polen im Leben umzugehen. Das Ziel ist, das Gleichgewicht zwischen den beiden Polen herzustellen und in seiner Mitte zu sein. Jede Haltung hat ein ihr entsprechendes Gegenüber, welches den Körper kühlt oder wärmt und so sicherstellt, dass der Körper während der Übungen balanciert wird.

Die heutigen Formen des körperlichen Trainings haben ihre Wurzeln im Yoga. Klassische Hatha-Yoga-Haltungen verwendet man in verschiedenen Formen und Variationen bei den aktuellen Übungsprogrammen. Bei uns im Westen wird Yoga vorwiegend zur Steigerung der körperlichen Gesundheit eingesetzt, ohne Berücksichtigung der spirituellen Komponente. Aus diesem Grund besteht auch die Gefahr, dass man sich beim Üben überschätzen und verletzen kann. Wenn die Übungen mit einem wachen Bewusstsein ausgeführt werden, führen sie zu Elastizität und Flexibilität, vor allem der Wirbelsäule, zur Entspannung der Muskulatur sowie zur Belebung der Organe und Nervenzentren. Mit anderen Worten – sie fördern Gesundheit und Wohlbefinden.

Hatha-Yoga bedient sich der Positionen und Übungen, um die Lebensenergie zu balancieren, sie zu jedem Organ, Gelenk, Muskel und jeder Nervenfaser zu lenken und den Körper zu harmonisieren. Wenn man die Yoga-Atmung mit den Positionen verbindet, können Toxine ausgeschieden und das Nervensystem gestärkt werden.

Das moderne Leben stellt höchste Leistungsanforderungen und in der westlichen Welt gibt es keine zufrieden stellende Trainingsmethode, um diesem Stress erfolgreich entgegenzuwirken. Die Yoga-Haltungen führen uns zur körperlichen Entspannung, die sich auf die geistige Haltung auswirkt; sie führen zu einer inneren Beruhigung und verschaffen uns den notwendigen Abstand zu vielen Dingen des Alltags.

Die Philosophie von Yoga geht davon aus, dass wir uns durch die Ausführung der Positionen über unseren Körper selbst kennen lernen. Dies kann allerdings nur geschehen, wenn wir genügend Zeit und Raum für die Beobachtung, Reflexion und das Nachspüren haben.

Worauf Sie beim Üben achten sollten

Konzentration und Kontrolle

Neue Forschungsergebnisse zeigen, dass Fehlhaltungen auf Grund bestimmter Abläufe im neuro-muskulären Bereich entstehen, die den gesamten Bewegungsapparat steuern. Anders ausgedrückt könnte man vereinfacht sagen, dass sich die Ursache im Gehirn befindet. Damit die bestehende Körperhaltung verändert werden kann, müssen während der Übungen sowohl der Körper als auch das Gehirn mitarbeiten. Die in diesem Buch vorgestellten Übungen beeinflussen nicht nur den Körper positiv, sondern sind auch ein Konzentrationstraining für das Gehirn. Durch die bewusste Ausführung und erhöhte Aufmerksamkeit schaffen Sie die Voraussetzungen für einen optimalen Bewegungsablauf und langfristig auch eine positive »Umprogrammierung« des gesamten Körpers.

Imagination

In der Medizin und der Psychologie findet die Annahme, dass der Geist den Körper beeinflusst immer mehr Anerkennung. Krebsforscher in den USA bestätigten in den vergangenen Jahren, dass Krebspatienten, die neben der klassischen Therapieform auch Visualisierungsübungen einsetzten, den Heilungsprozess nachhaltig und positiv beeinflussen konnten. Beim Ausführen der Yoga-Haltungen ist es deshalb äußerst hilfreich und effektiv, wenn Sie ein Bild bzw. eine Vision der Haltung oder Bewegung kreieren, die Sie ausführen möchten. Sie verbleiben in der Ausgangsposition und führen die Bewegung gedanklich aus, bevor Sie sie tatsächlich realisieren. Durch dieses Bild im Gehirn wird ein so genanntes subcorticales (unter der Hirnrinde sitzendes) Muster geschaffen, welches dann über die Nervenbahnen an den Bewegungsapparat weitergeleitet wird. Die Gelenke und Muskeln orientieren sich nun an diesem Bild und führen die Bewegung präziser aus. Gerade bei anspruchsvollen Haltungen ist es wirkungsvoller, mit Bildern zu arbeiten anstatt mit reiner Muskelkraft.

Wiederholungen

Der Irrtum, dass viel immer viel hilft, ist auch im Fitness-Sport weit verbreitet. Wenn eine Übung zu wirken scheint, führen manche

Sportler gleich mehrere Wiederholungen aus, vielleicht sogar mit zusätzlichen Gewichten. Dies führt jedoch in manchen Fällen zu mehr Schaden als Nutzen, weil der Körper überbelastet und erschöpft wird.

Bei den nachfolgenden Yoga-Haltungen gilt: Weniger ist mehr! Wenn Sie die Bewegungen aufmerksam, kontrolliert und präzise ausführen, wirken sie intensiver. Entscheidend ist nicht die Wie-

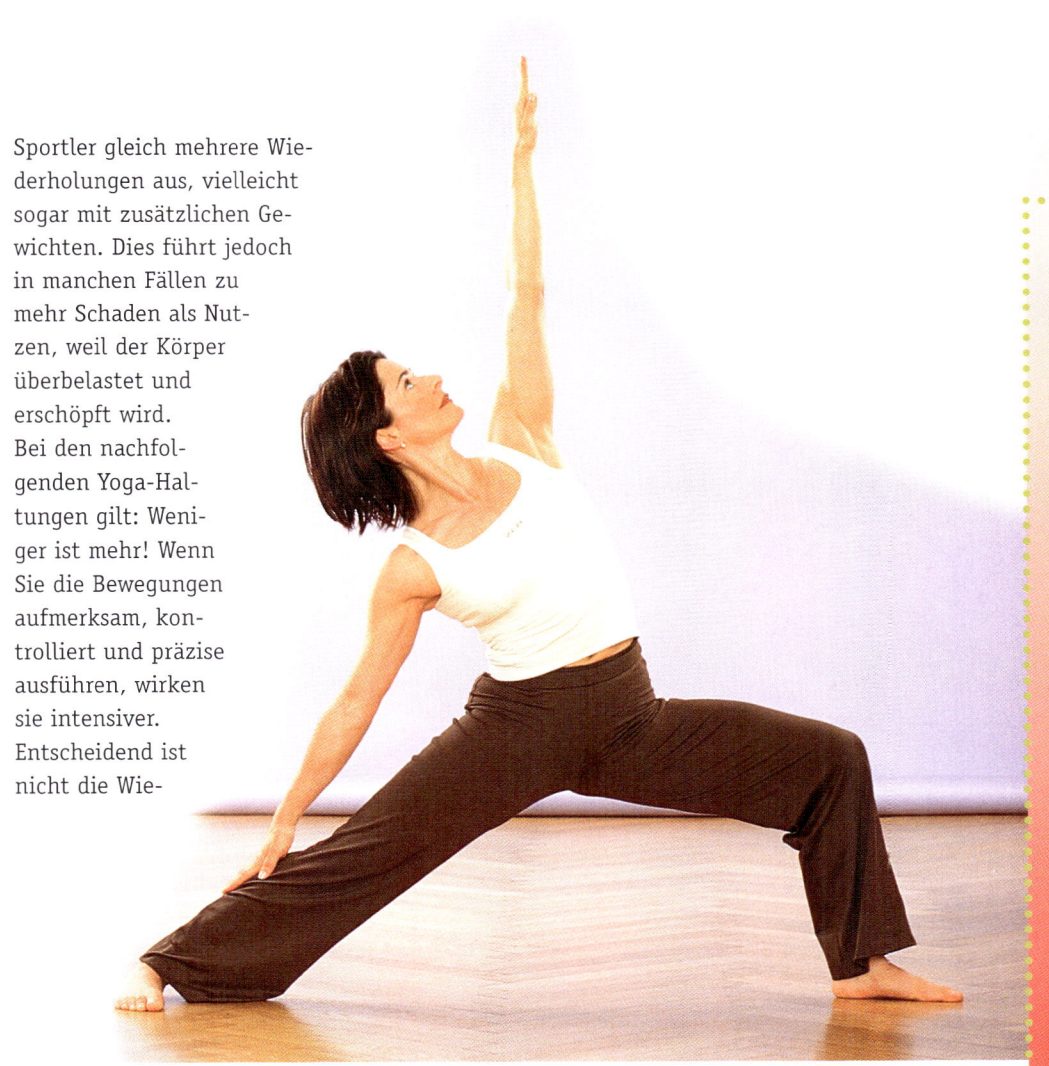

derholungszahl, sondern die Qualität und das Bewusstsein, mit denen Sie die Übungen ausführen. Gerade zu Beginn ist es sinnvoll, die Anzahl der Wiederholungen einzuschränken und die Übungen langsam auszuführen. Später, mit wachsender Erfahrung, können Sie die Anzahl und Geschwindigkeit steigern, sofern die Achtsamkeit gewährleistet ist.

Info

Je bewusster Sie die Übungen ausführen, umso mehr übertragen Sie diese Aufmerksamkeit unbewusst auch in den Alltag. Sie werden Ihre Bewegungen und Ihre Körperhaltung deutlicher wahrnehmen und können ungünstige Gewohnheiten in Bezug auf Haltung und Bewegung verändern.

Atmung

Atmen heißt Leben. In vielen Sprachen ist Atem gleichbedeutend mit Seele, Geist, Bewusstsein oder Leben. Das Blut, das unsere Organe und Zellen versorgt, wird bei einer tiefen und freien Atmung in der Lunge optimal mit Sauerstoff angereichert. Wichtig ist aber nicht nur die Einatemphase, bei der der gesamte Organismus mit frischem Sauerstoff versorgt wird, sondern auch die vollständige Ausatmung, bei der Kohlendioxid und andere Abfallprodukte aus den Muskeln und dem Stoffwechsel der Zellen abgegeben werden. Je freier die Atmung, umso besser kann sich der Körper von den Abfallstoffen befreien, die bei den Stoffwechselvorgängen anfallen. Die Grundlage für eine tiefe, freie Zwerchfellatmung ist eine

koordinierte, lockere und freie Körperhaltung.
Die vollständige Yoga-Atmung findet durch die Nase statt, beim Ausatmen entsteht ein leiser Ton. Wer verstanden hat, warum das vollständige Ausatmen und die Zwerchfellatmung so wichtig sind, wird sowohl im Alltag als auch beim Training bewusst auf seine Atmung achten.

Entspannung

Vor den Aufwärmübungen, die Sie bei herkömmlichen Fitnessprogrammen am Anfang ausführen, steht beim Yoga die bewusste Entspannung. Diese Phase ist besonders wichtig: Unser Alltag wird immer hektischer und dynamischer und immer seltener können wir uns zwischendurch einige Minuten ausruhen. Wenn wir das Training in diesem angespannten Zustand beginnen, stellt dies keine gute Voraussetzung dar für ein Übungsprogramm, welches Aufmerksamkeit und Konzentration verlangt. Die Entspannung zu Beginn kann 5 bis 15 Minuten dauern und hilft Ihnen, Abstand zum Alltag zu bekommen und die Gedanken zu beruhigen. Wenn Sie sich auf die Yoga-Haltungen einstimmen, können Sie diese später wirkungsvoller ausüben. Als Position empfehle ich Ihnen die gestreckte Rückenlage. Vielleicht empfinden Sie es als angenehm, den Kopf, die Lendenwirbelsäule oder die Kniekehlen mit einem Kissen zu unterlegen und zu entlasten.

Zwischen jeder anstrengenden Haltung sowie am Ende der Übungseinheit empfehle ich Ihnen einen Moment zu entspannen und nachzu-

spüren. Als Position eignet sich die Kindeshaltung (siehe S. 19) oder die Rückenlage. Diese Phase ist enorm wichtig: Während Sie sich ausruhen und dabei den Atem gleichmäßig und tief fließen lassen, geben Sie Ihrem Körper Zeit, Schlackenstoffe abzubauen und auszuleiten. Sie versorgen dadurch den Organismus mit Sauerstoff und vermeiden eine Überforderung. Gleichzeitig können Sie der Übung nachspüren sowie den Geist erfrischen und entspannen.

Vorbereitung

Bevor Sie mit dem Übungsprogramm beginnen, empfiehlt es sich den Raum zu lüften, das Handy auszuschalten und die notwendigen Kleingeräte (Handtuch, Matte, Kissen) bereitzulegen. Am besten üben Sie barfuß. Wählen Sie eine Kleidung, in

> Auf das Üben sollten Sie verzichten, wenn Sie sich unwohl fühlen, akute orthopädische Beschwerden am Bewegungsapparat oder Entzündungen vorliegen oder wenn Sie vor kurzem operiert wurden.

der Sie sich wohl fühlen und die Sie nicht einengt. Das letzte Essen sollte etwa zwei Stunden zurückliegen.

▲ Bevorzugen Sie, wenn Sie mit Musik üben möchten, leise, sphärische Klänge.

▲ Achten Sie darauf, dass Sie genügend Platz haben und nicht gestört werden.

▲ Benutzen Sie eine Matte oder eine ähnliche Unterlage.

▲ Nehmen Sie Körperwiderstände bewusst wahr und respektieren Sie sie.

▲ Nehmen Sie sich genügend Zeit für Ihr Übungsprogramm.

Übungs-sammlung

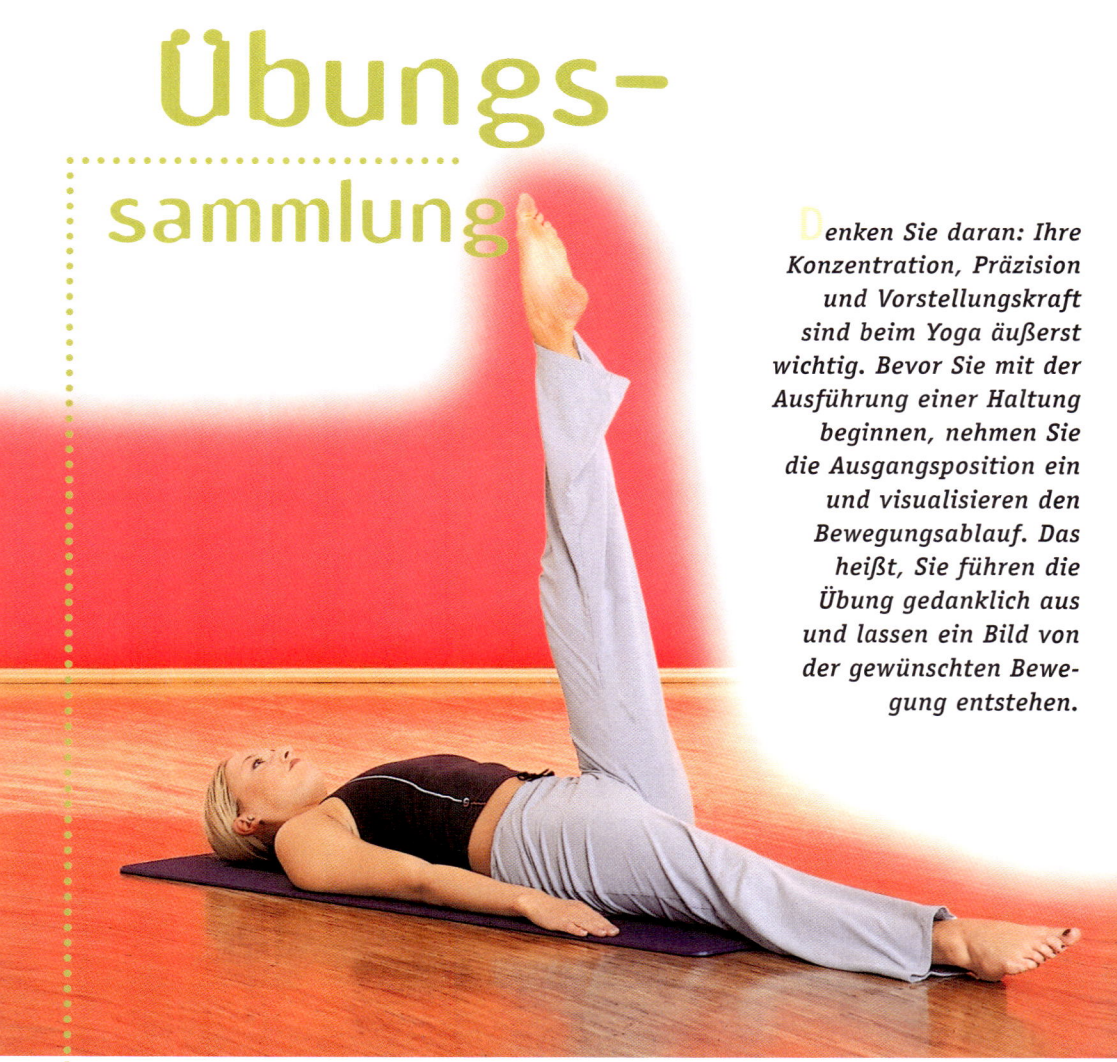

Denken Sie daran: Ihre Konzentration, Präzision und Vorstellungskraft sind beim Yoga äußerst wichtig. Bevor Sie mit der Ausführung einer Haltung beginnen, nehmen Sie die Ausgangsposition ein und visualisieren den Bewegungsablauf. Das heißt, Sie führen die Übung gedanklich aus und lassen ein Bild von der gewünschten Bewegung entstehen.

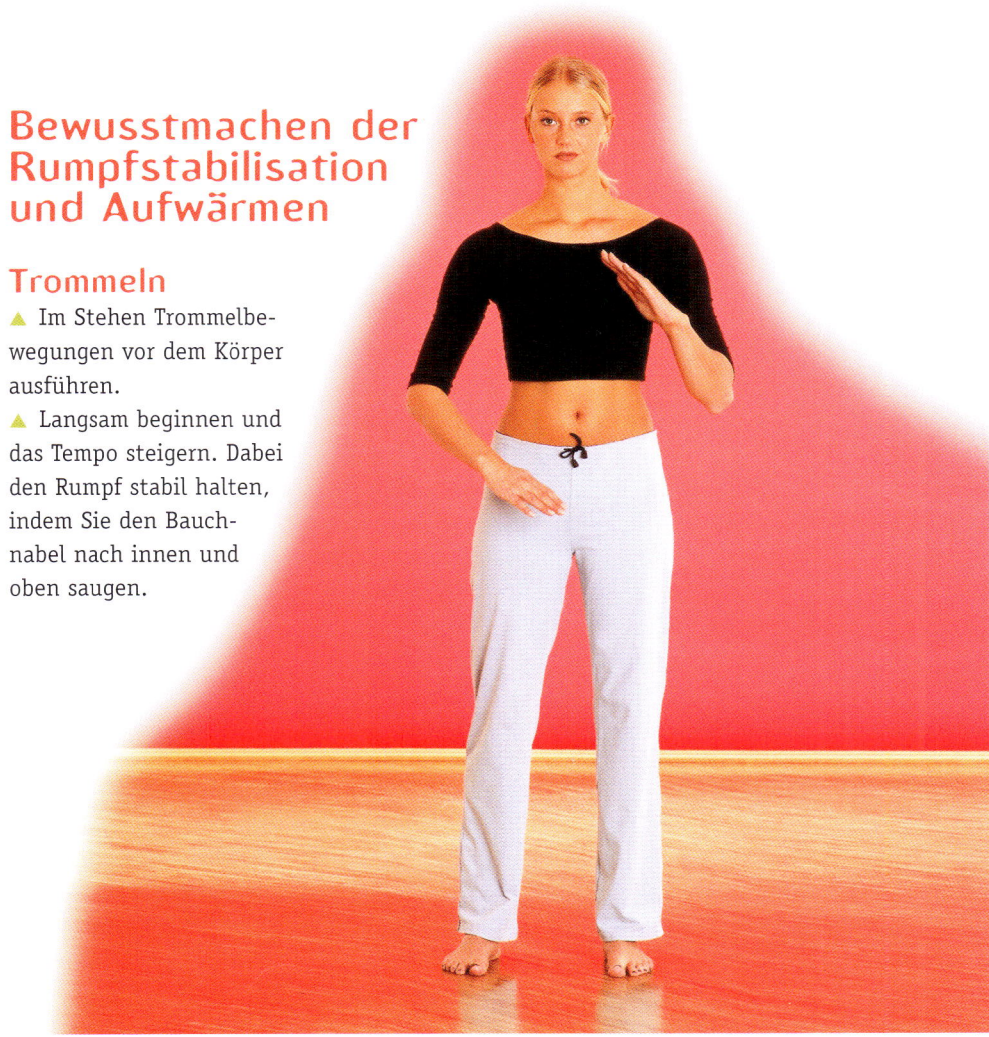

Bewusstmachen der Rumpfstabilisation und Aufwärmen

Trommeln

▲ Im Stehen Trommelbe-
wegungen vor dem Körper
ausführen.

▲ Langsam beginnen und
das Tempo steigern. Dabei
den Rumpf stabil halten,
indem Sie den Bauch-
nabel nach innen und
oben saugen.

Pendeln

▲ Im Stehen die ausge-
streckten Arme seitlich
entlang des Körpers
vor und zurück pen-
deln. Dabei zeigen
die Handrücken
nach oben.

▲ Mit großen
Bewegungen be-
ginnen und beim
Steigern des Tem-
pos den Bewe-
gungsradius
verkleinern.

Variation

Führen Sie die
eben beschrie-
bene Übung aus,
die Handflächen
zeigen jedoch
jetzt nach
oben.

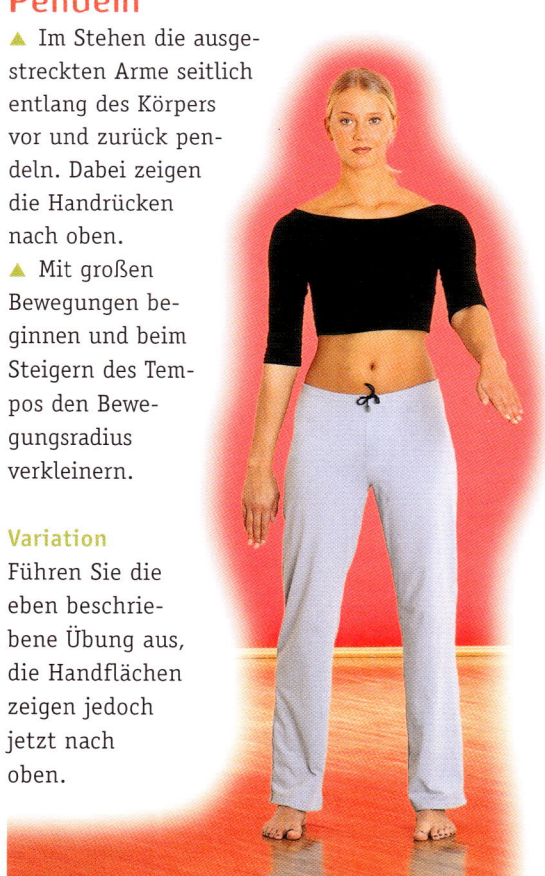
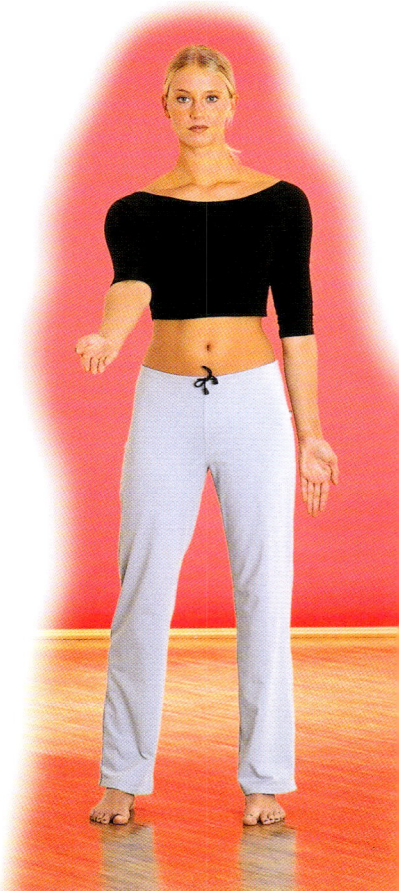

Mehr Stabilisationskraft für Bauch und Rücken

Kindeshaltung

▲ Im Fersensitz das Steißbein zu den Fersen fließen lassen, die Arme dabei weit nach vorn strecken und leicht in den Boden pressen. Die Schulterblätter an die Wirbelsäule schmiegen und in Richtung hinteren oberen Beckenrand ziehen. Das Brustbein zum Boden fließen lassen, den Nacken dabei lang machen.

▲ Danach die Arme abwechselnd heben, indem die Daumen nach oben gedreht werden. Dabei soll die aufgebaute Körperhaltung stets beibehalten werden.

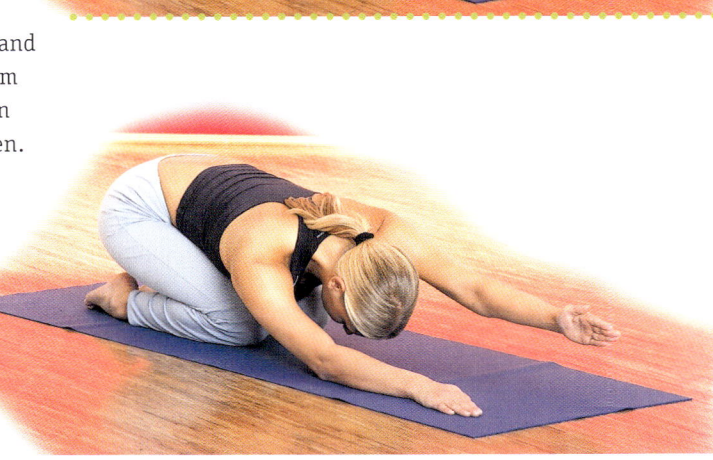

Katze

▲ Im Vierfüßlerstand befinden sich die Hände direkt unter den Schultergelenken und die Knie unter den Hüftgelenken, die Knie sind etwa 10 Zentimeter voneinander entfernt.

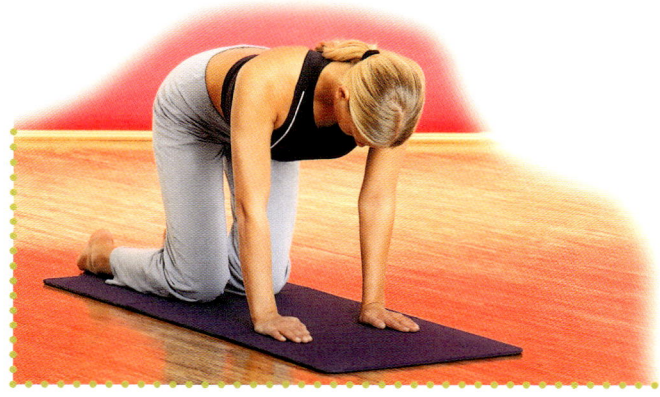

▲ Der Kopf bildet die Verlängerung der Wirbelsäule, der Nacken ist lang, das Kinn zieht in Richtung Brustbein.

▲ Die Schulterblätter an die Wirbelsäule schmiegen und

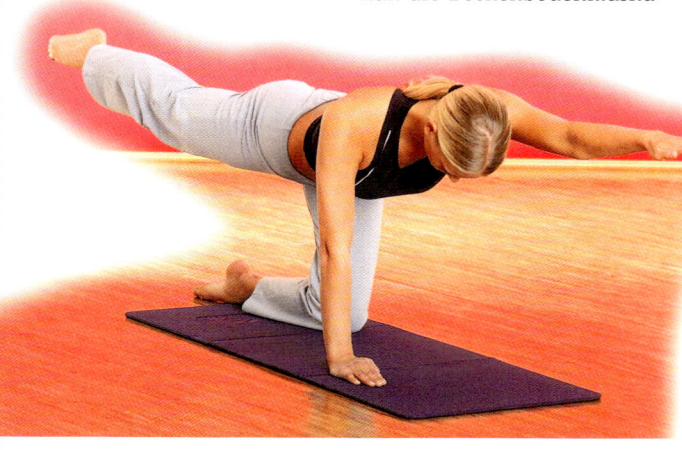

in Richtung hinteren oberen Beckenrand ziehen, den Bauchnabel nach innen und oben saugen. Aktivieren Sie nun die Beckenbodenmuskulatur, indem Sie sich vorstellen, alle Körperöffnungen zu verschließen und einen Aufzug nach oben zu fahren.

▲ Heben Sie langsam gleichzeitig den linken Arm und das rechte Bein, strecken Sie diese aus, bis sie waagerecht zum Boden sind.

▲ Führen Sie die Übung einige Male aus und wechseln Sie dann die Seite. Die Übung kann erschwert werden, indem Sie einen labilen Grund wählen (zum Beispiel einen Ball oder ein Luftkissen).

Katze, gedreht

▲ Gleiche Ausgangsposition wie bei der vorherigen Übung.

▲ Legen Sie die linke Hand mit dem Handrücken auf den Boden und schieben Sie beim Ausatmen den Arm unter dem Körper nach rechts. Beugen Sie dabei den rechten Arm und drehen Sie den Oberkörper nach rechts unten und vorn. Drücken Sie beim Einatmen die rechte Hand in den Boden und ziehen Sie den linken Arm wieder zurück in die Ausgangsposition.

▲ Führen Sie diese Übung einige Male wechselseitig aus.

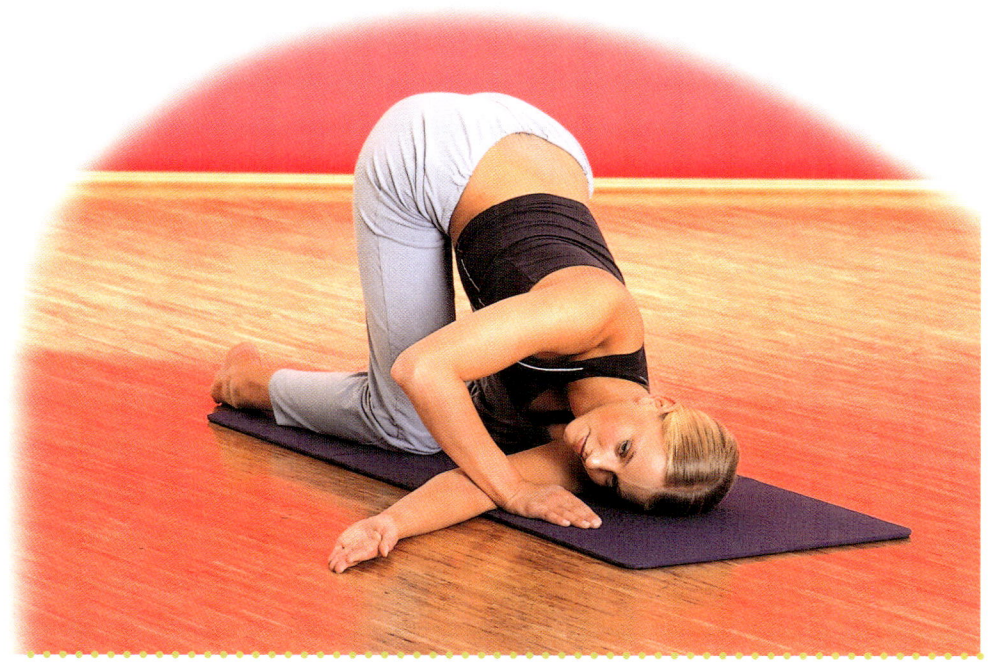

Kobra

▲ Sie liegen auf dem Bauch, die Arme befinden sich längsseitig neben dem Körper mit dem Handrücken nach unten. Die Stirn berührt den Boden.

▲ Heben Sie den Oberkörper, indem Sie das Brustbein diagonal nach vorn schieben. Stabilisieren Sie Ihre Körpermitte: Aktivieren Sie den Beckenboden und saugen Sie

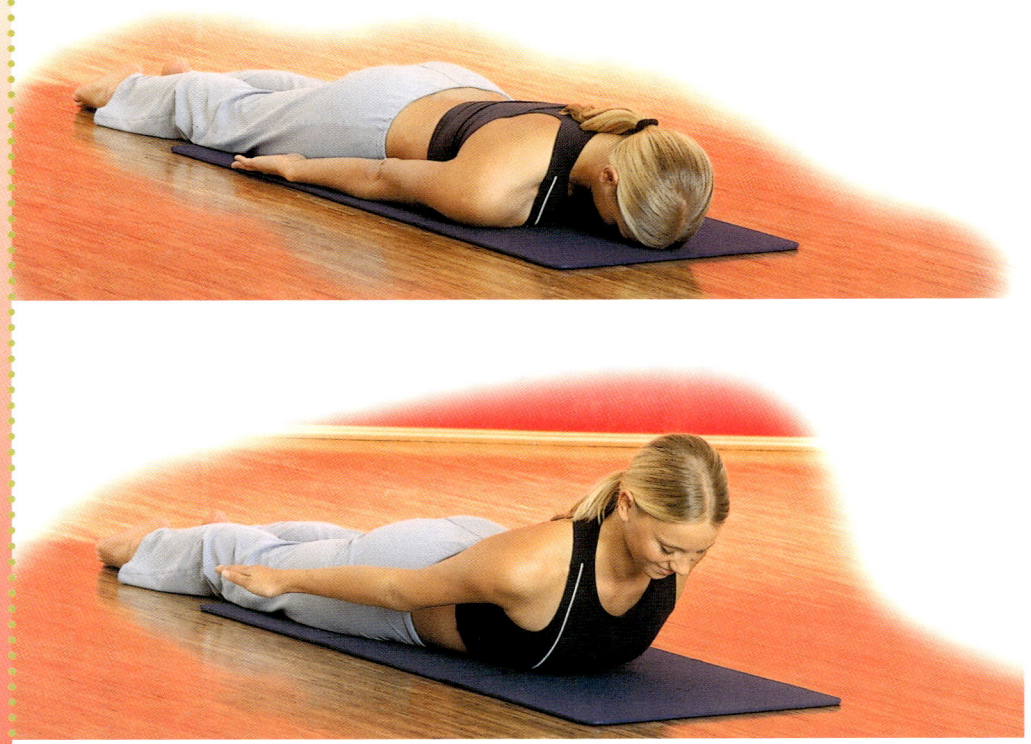

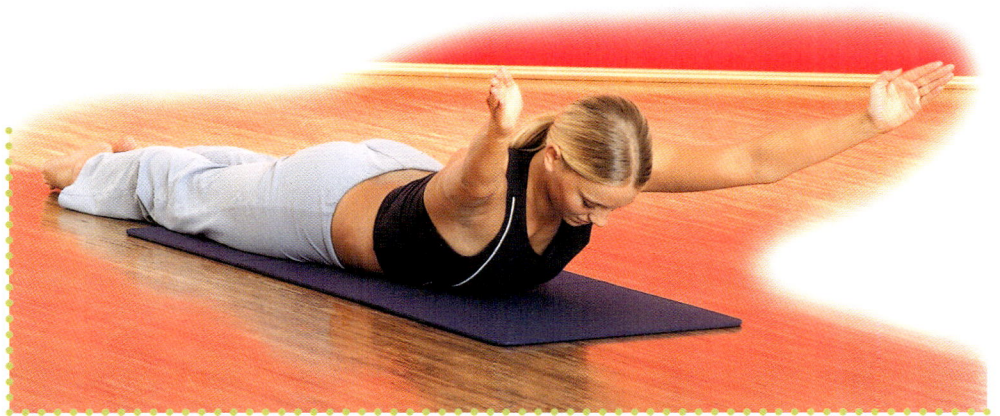

den Bauchnabel nach innen und oben. Mit den Armen ziehen Sie nach unten in Richtung Füße. Heben Sie die Arme vom Boden weg und drehen Sie diese, bis die Daumen zur Seite gerichtet sind. Gleichzeitig heben Sie den Kopf, machen den Nacken lang und lassen die Schulterblätter in Richtung hinteren oberen Beckenrand fließen.

▲ Senken Sie den Oberkörper und entspannen Sie sich, bevor Sie die Übung noch einige Male wiederholen.

▲ Sie steigern den Schwierigkeitsgrad dieser Übung, wenn Sie beim Anheben des Oberkörpers beide Arme in einem Bogen nach vorn führen.

▲ Achten Sie darauf, dass Sie den Kontakt der unteren Rippen mit der Taille halten, der Bauchnabel nach innen oben zieht, der Abstand zwischen Ohren und Schultern weit bleibt und die Daumen nach oben gedreht sind.

Tipp

Atmen Sie regelmäßig und entspannt.

Heuschrecke

▲ In der Bauchlage befinden sich die Arme längsseitig neben dem Körper mit den Handflächen nach unten, die Stirn liegt auf dem Boden.

▲ Stabilisieren Sie Ihre Körpermitte, indem Sie beim Ausatmen den Beckenboden aktivieren und den Bauchnabel nach innen und oben saugen. Gleichzeitig machen Sie den Nacken lang und lassen die Schulterblätter in Richtung hinteren oberen Beckenrand fließen.

▲ Atmen Sie ein, ziehen Sie das rechte Bein aus Ihrer

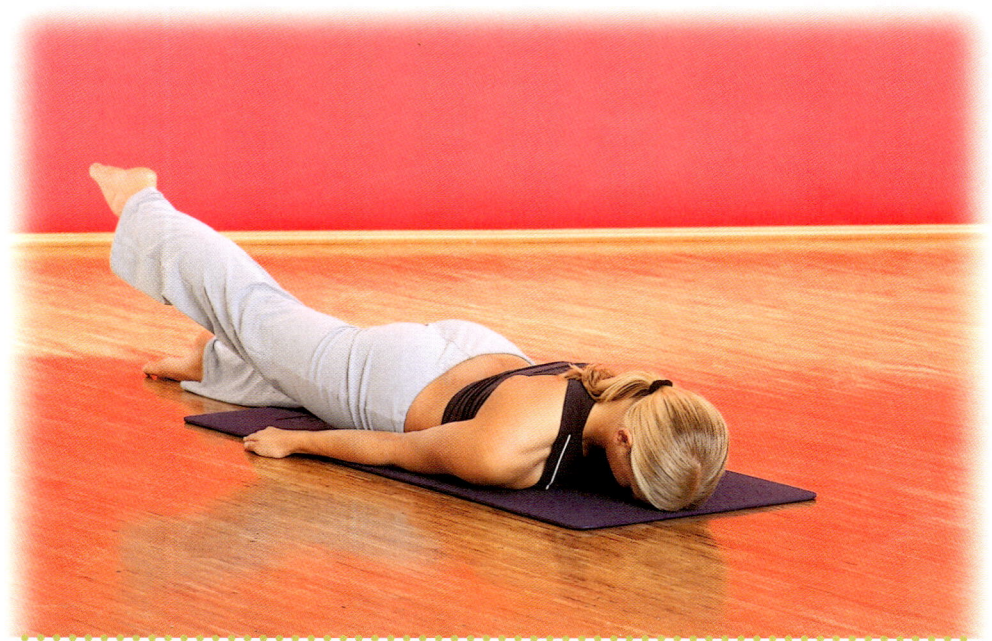

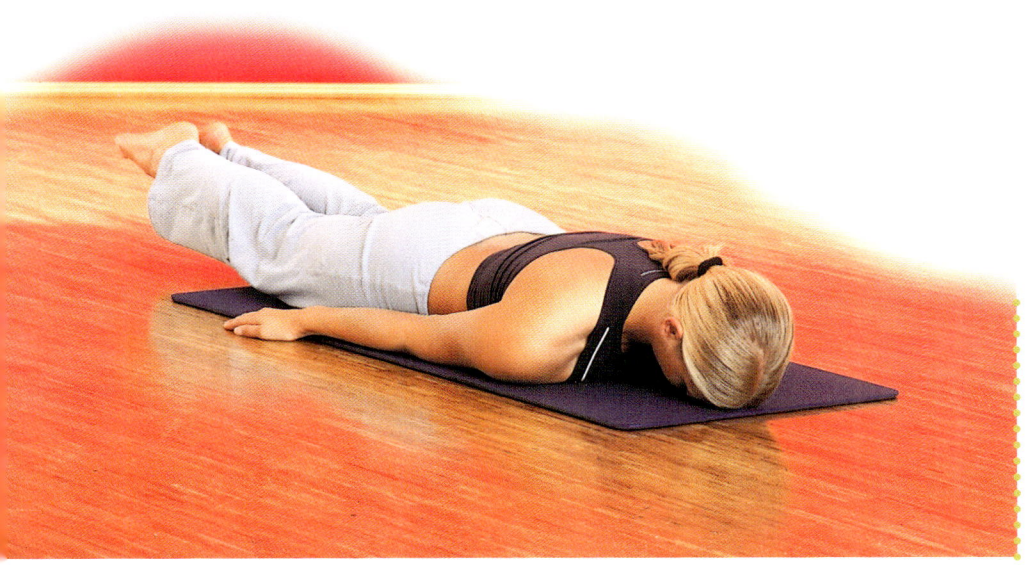

Hüfte heraus und heben Sie es gestreckt nach hinten und oben. Achten Sie beim Üben darauf, dass beide Hüftknochen weiterhin Bodenkontakt haben.

▲ Führen Sie ausatmend das gestreckte Bein zum Boden. Entspannen Sie die Beckenboden- und die quer verlaufende Bauchmuskulatur erst wieder, wenn das Bein aufliegt.

▲ Entspannen Sie sich, bevor Sie die Übung auf der anderen Seite wiederholen.

▲ Um den Schwierigkeitsgrad dieser Übung zu steigern, können Sie – die gleichen Anweisungen befolgend – beide Beine gleichzeitig heben. Dabei den Atem fließen lassen.

Info

Denken Sie daran:

Bei dieser Position geht es weniger darum die Beine möglichst hoch zu heben, sondern um das Aufbauen von Spannung und das »Langziehen« der Beine.

Brett

▲ Stützen Sie sich mit gestreckten Beinen sowohl auf die Füße als auch auf die Unterarme ab. Dabei befinden sich die Ellbogen unter dem Schultergelenk.

▲ Stabilisieren Sie Ihre Körpermitte, indem Sie den Bauchnabel nach innen und oben saugen. Halten Sie diese Position einige entspannte und tiefe Atemzüge lang ohne auszuweichen.

▲ Entspannen Sie sich in der Kindeshaltung.

▲ Sie können den Schwierigkeitsgrad dieser Übung steigern, indem Sie dynamisch arbeiten: zuerst einen Fuß anheben, dann einen Arm und zum Schluß einen Arm und einen Fuß gleichzeitig diagonal.

▲ Führen Sie diese Varianten immer wechselseitig aus, halten Sie die Positionen einige Atemzüge und entspannen Sie sich jeweils zwischen den Übungen.

▲ Noch schwieriger wird die Ausführung der Übung, wenn Sie einen labilen Untergrund wählen (zum Beispiel ein Kissen).

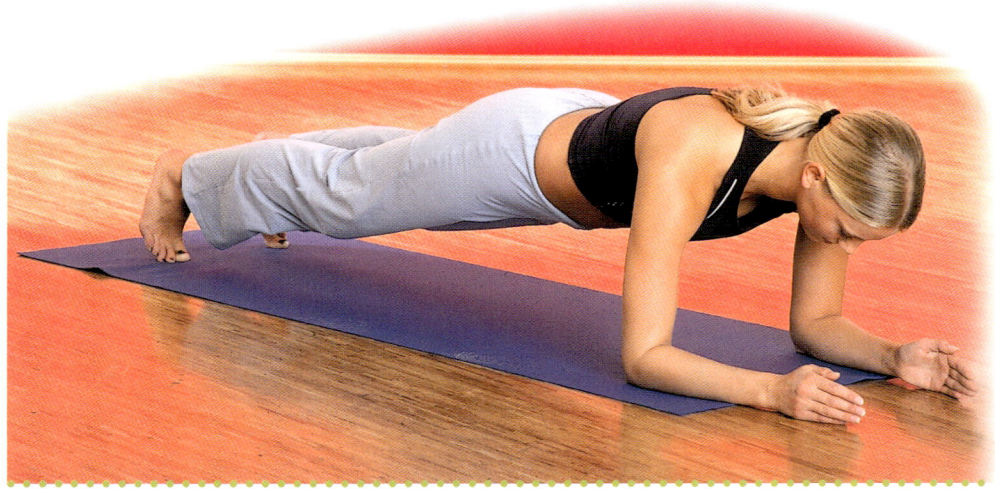

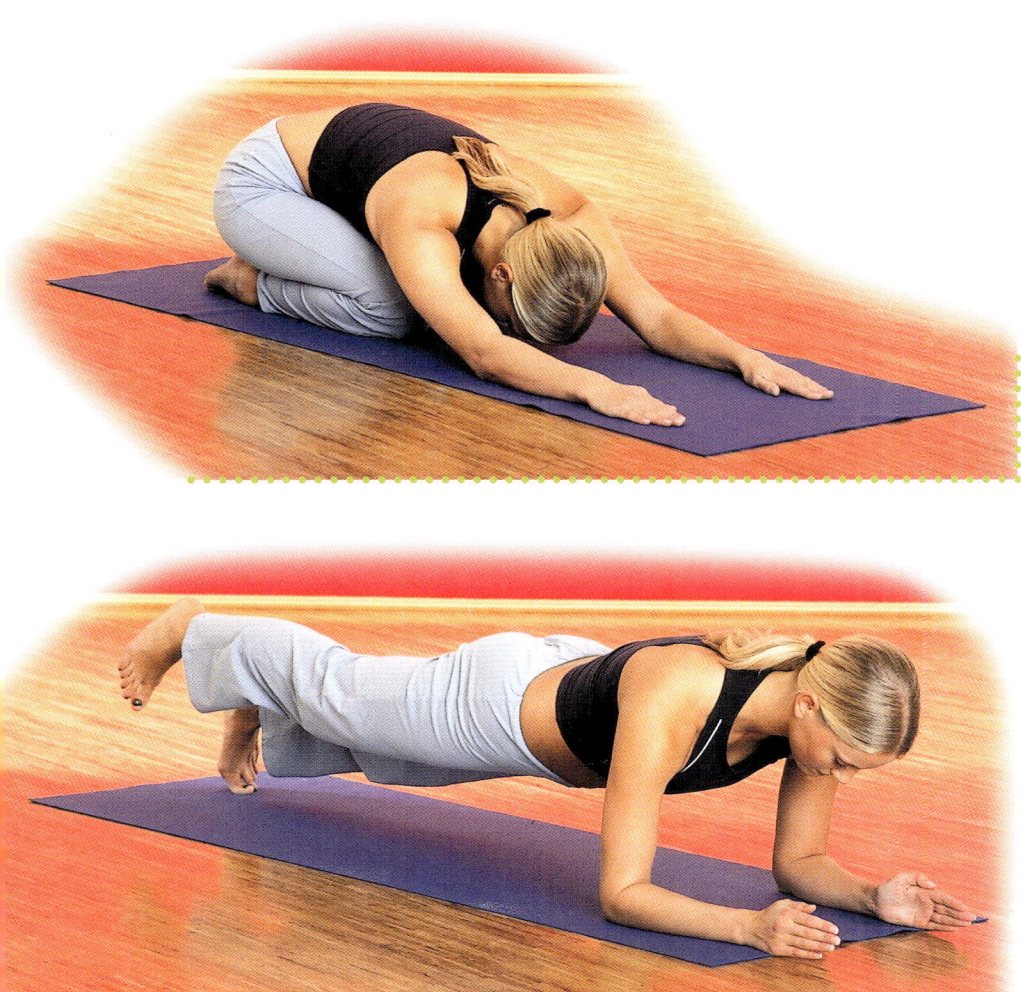

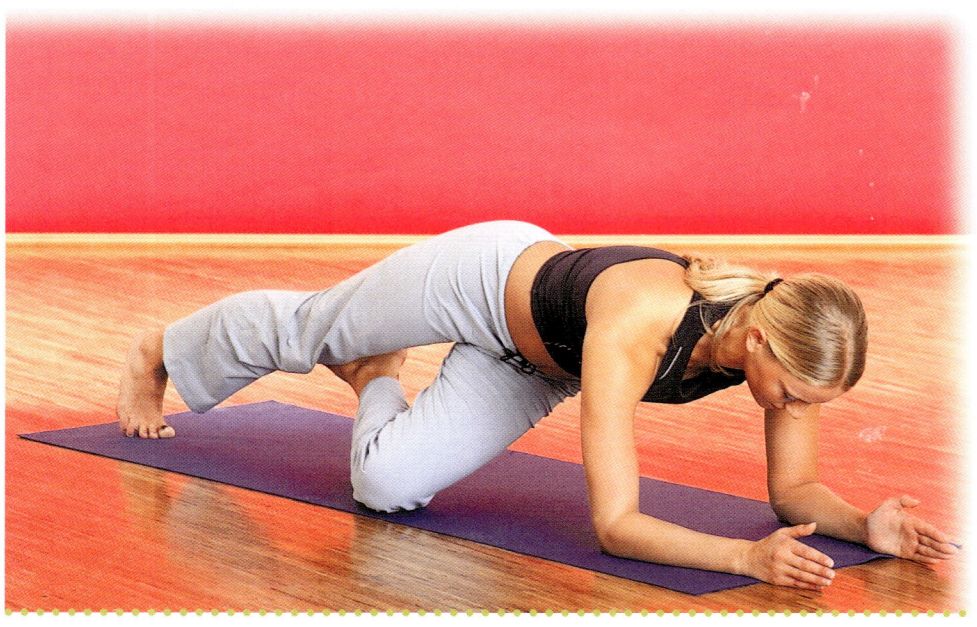

Hüftdips in der Bretthaltung

▲ Dies ist ebenfalls eine dynamische Übungsvariante des Brettes.

▲ Begeben Sie sich in die gleiche Ausgangsposition wie bei der vorherigen Übung. Winkeln Sie das linke Bein an und ziehen Sie mit dem linken Knie bzw. Becken zur rechten Schulter. Halten Sie in dieser Position den Schultergürtel stabil und lassen Sie die Atmung fließen.

▲ Führen Sie die Übung einige Male wechselseitig aus. Danach können Sie sich in der Kindeshaltung (Seite 19) entspannen. Nehmen Sie sich dazu genügend Zeit.

▲ Die Übung wird mit einem labilen Untergrund (zum Beispiel einem Kissen) noch schwieriger.

Ellbogenstütz

▲ In der Rückenlage die Beine beckenbreit aufstellen und die Fersen in den Boden drücken. Den Bauchnabel nach innen oben saugen und die Schulter in Richtung Gesäß ziehen.

▲ Stützen Sie die Ellbogen eng am Körper auf.

▲ Heben Sie den stabilen Rumpf vom Boden. Der Abstand zwischen dem Becken und den Rippen bleibt gleich.

▲ Erschweren können Sie die Übung, indem Sie sich auf einem labilen Untergrund aufstützen oder indem Sie entweder einen Arm oder ein Bein vom Boden anheben.

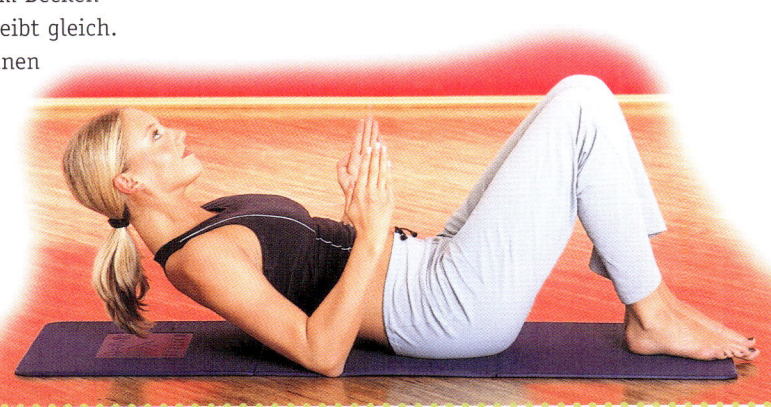

Boot

▲ Setzen Sie sich mit aufgestellten Beinen aufrecht auf den Boden. Beachten Sie dabei, dass das Becken gekippt und das Brustbein gehoben ist. Ziehen Sie das Kinn leicht in Richtung Hals, damit der Nacken lang ist.

▲ Stützen Sie sich hinter dem Gesäß ab und heben Sie dann ein Bein nach dem anderen vom Boden weg, bis Sie im Schwebesitz sind. Die Unterschenkel sind parallel zum Boden.

▲ Halten Sie die Position einige Atemzüge ohne auszuweichen.

▲ Wenn Sie die Übung erschweren möchten, führen Sie die Arme ausgestreckt nach vorn. Dabei zeigen die Handflächen nach oben.

▲ Noch anspruchsvoller wird die Übung, wenn Sie die Beine strecken. Wichtig dabei ist, dass Sie den Rücken gerade halten.

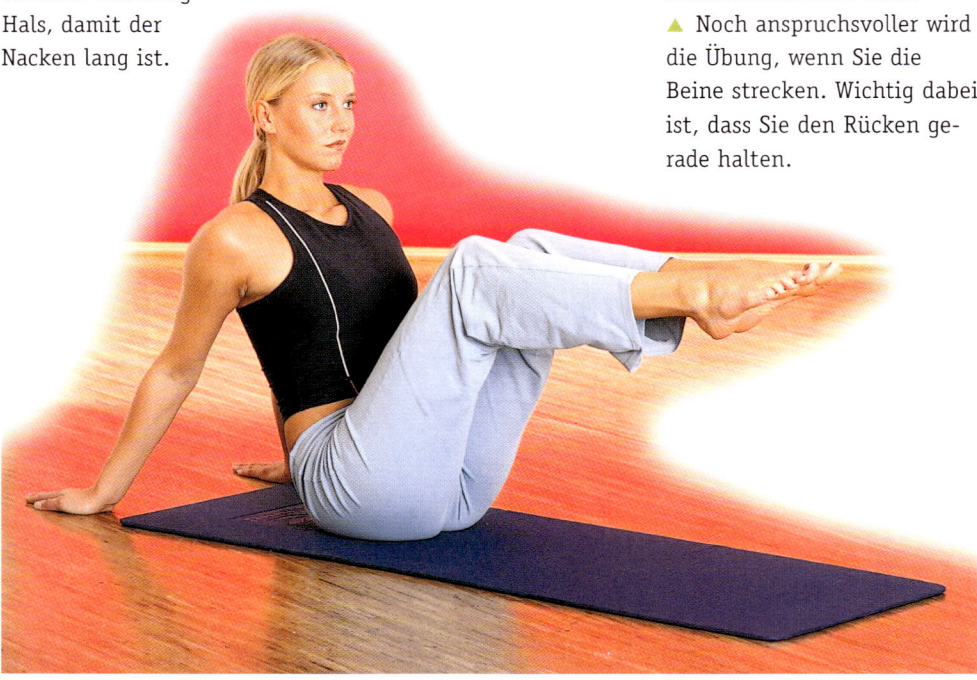

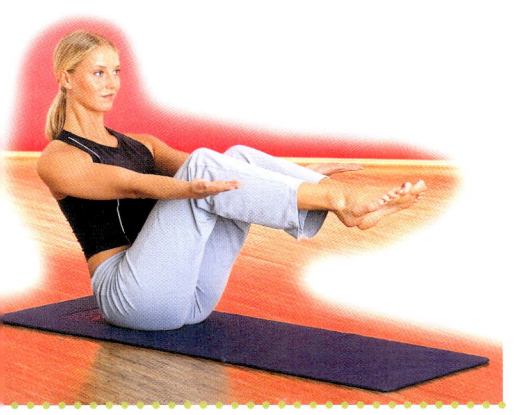

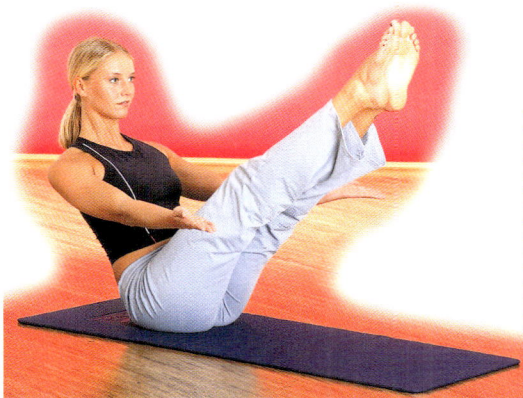

▲ Als Gegenbewegung und zur Entspannung setzen Sie Ihre Füße auf, umfassen Ihre Beine und lassen die Stirn auf die Knie sinken.

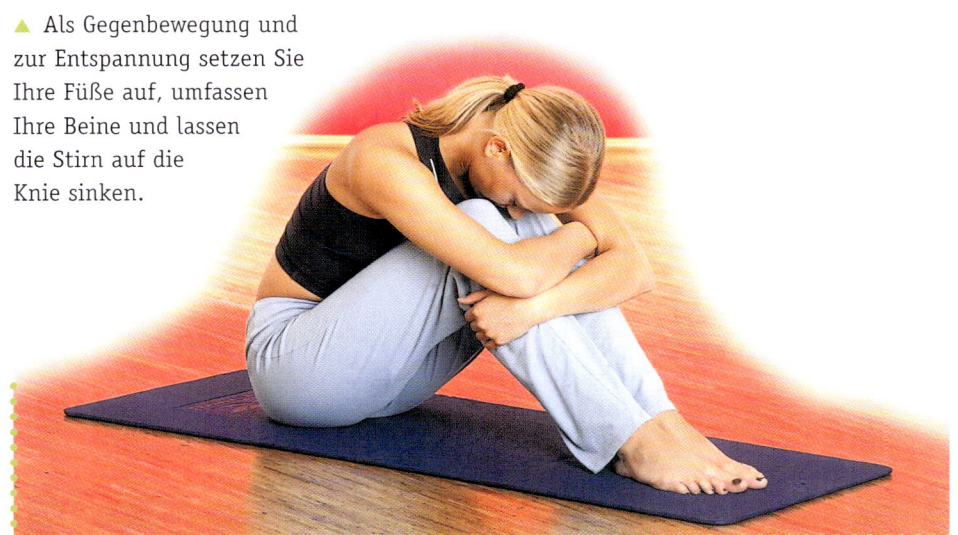

Schulterbrücke

▲ In der Rückenlage beugen Sie Ihre Beine und stellen die Füße hüftgelenksbreit auf. Der Nacken ist lang, die Schultern fließen in Richtung Gesäß.

▲ Während der Ausatmung saugen Sie den Bauchnabel nach innen und oben, aktivieren Ihre Beckenbodenmuskulatur und heben dabei Ihr Becken an, bis eine schiefe Ebene entsteht.

▲ Lassen Sie Ihre Atmung fließen.

▲ Bei der dynamischen Variante heben Sie beide Fersen so hoch wie möglich und schieben die Knie zueinander.

▲ Sie können die Übung erschweren, indem Sie einen labilen Untergrund (zum Beispiel ein Luftkissen) unter die Füße legen oder indem Sie jeweils ein Bein heben und ausstrecken.

▲ Sie steigern auch den Schwierigkeitsgrad, indem Sie diese Haltung stabilisieren und nun beginnen die

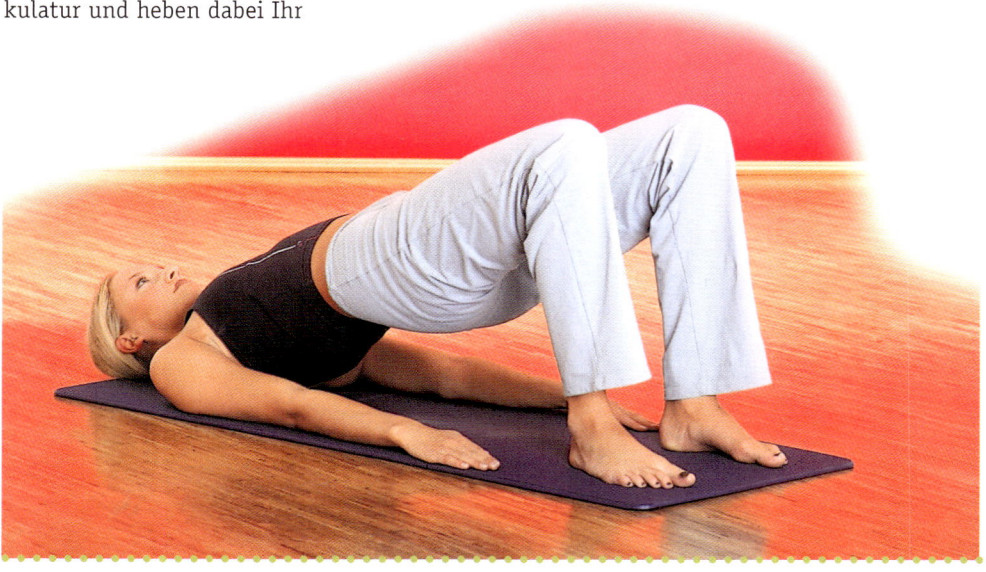

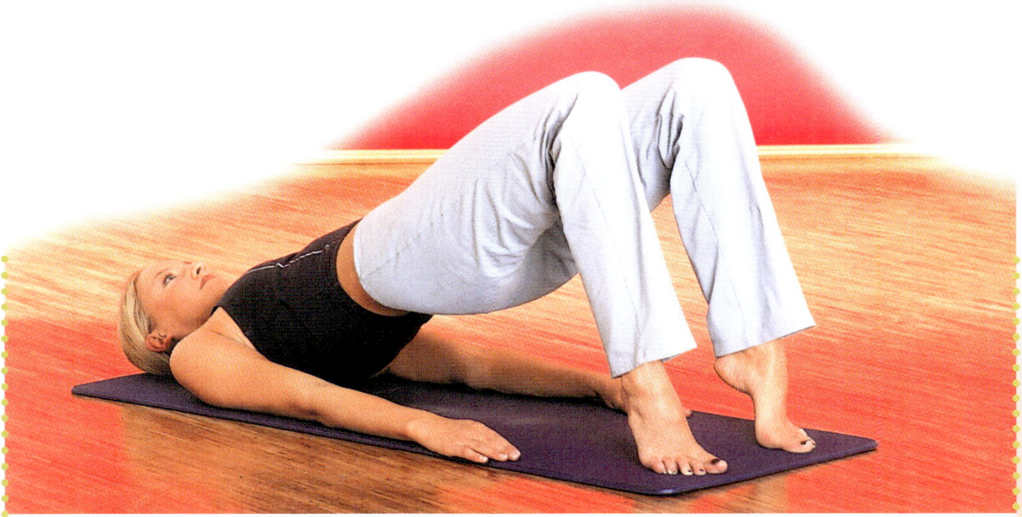

Arme wechselseitig über den Kopf nach hinten und wieder zurück zu führen.

▲ Üben Sie so lange, wie Sie in dieser Haltung stabilisieren und regelmäßig atmen können.

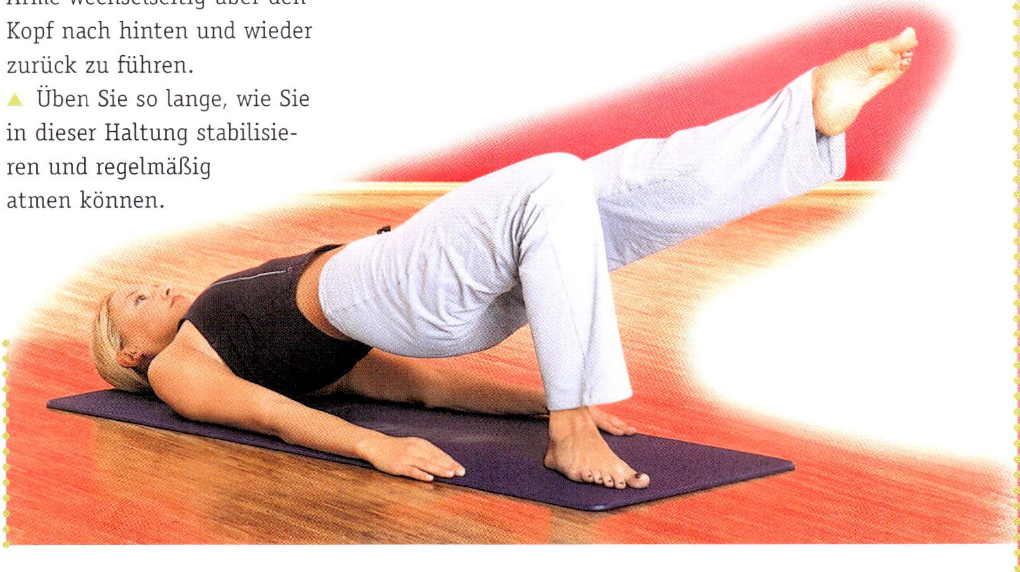

Korkenzieher

▲ In der Rückenlage die Arme längs neben den Körper legen. Die Handflächen sind zum Boden gerichtet, während die Fingerspitzen in Richtung Füße ziehen, das Kinn zum Brustbein sinkt und der Bauchnabel nach innen und oben gesaugt wird.

▲ Ein Bein strecken, das andere Bein senkrecht nach oben führen.

▲ In dieser Position die Körpermitte stabilisieren und mit dem Bein vom Hüftgelenk her in der Luft Kreise malen.

▲ Die Drehrichtung ändern.

▲ Die Bewegungen einige Male wiederholen und dann die Seite wechseln.

▲ Als Erschwerung der Übung können Sie das gestreckte Bein auf einen labilen Untergrund legen (zum Beispiel einen Softball oder ein Luftkissen) oder beide

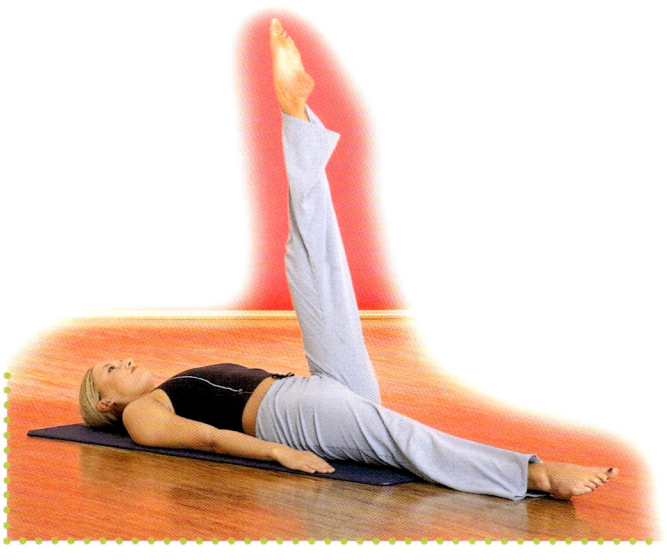

Beine senkrecht nach oben strecken und die Kreise mit beiden Beinen gleichzeitig ausführen.

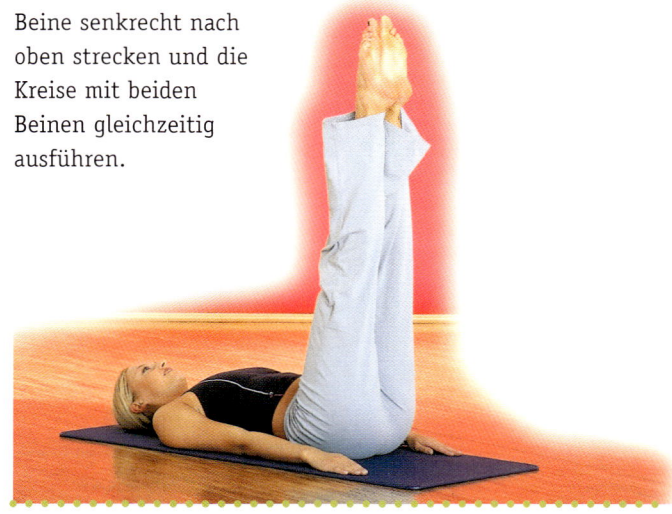